Dieta Mediterranea Per Principianti

Una Guida Per Principianti Con Ricette Sane E Deliziose Per Perdere Peso Godendo I Vostri Cibi Preferiti

Annabel Moore - Marisa Ferrara

Avviso di dichiarazione di non responsabilità:

Si prega di notare che le informazioni contenute in questo documento sono solo a scopo educativo e di intrattenimento. Tutto lo sforzo è stato eseguito per presentare informazioni accurate, aggiornate e affidabili e complete. Nessuna garanzia di alcun tipo è dichiarata o implicita. I lettori riconoscono che l'autore non si sta impegnando nella fornitura di consulenza legale, finanziaria, medica o professionale. Il contenuto all'interno di questo libro è stato derivato da varie fonti. Si prega di consultare un professionista autorizzato prima di tentare qualsiasi tecniche delineata in questo libro.

Leggendo questo documento, il lettore accetta che in nessun caso l'autore è responsabile di eventuali perdite, dirette o indirette, che si verificano a seguito dell'uso delle informazioni contenute nel presente documento, inclusi, a titolo pertanto, errori, omissioni o imprecisioni.

Indice dei contenuti

Introduzione

Grazie per aver acquistato **Dieta Mediterranea Per Principianti: Una Guida Per Principianti Con Ricette Sane E Deliziose Per Perdere Peso Godendo I Vostri Cibi Preferiti.**

Ipertensione

Esattamente i grassi nutrienti trovati nella Dieta Mediterranea sono molto probabilmente una di quelle chiavi nella riduzione dei livelli di pressione sanguigna visti nel terzo modello alimentare delle persone. Questi grassi sani incorporano i grassi monoinsaturi presenti nell'olio d'oliva più alcune noci e anche i grassi omega3 presenti in molti pesci. È economico. Il piano dietetico mediterraneo è ottenibile anche quando si è in budget. Legumi, frutta, verdura, erbe, cereali integrali e olio di cocco sono meno costosi perché sembrano. Tuttavia, offrono così tanta versatilità in cucina.

Aumenta la potenza cerebrale

La Dieta Mediterranea può anche contrastare la ridotta capacità di produzione della mente. Decidere questo stile di vita può permetterti di sostenere la tua memoria, con conseguente aumento generale della tua salute cognitiva e della tua forma fisica. Verdure come broccoli, spinaci e frutti come lamponi, ciliegie e piselli hanno tutti antiossidanti che neutralizzano i radicali liberi, che influenzano la tua mente. La dieta mediterranea tende a concentrarsi su grassi monoinsaturi che includono oli come l'olio di cocco. Gli oli e anche gli acidi grassi essenziali che si ottengono da omega-3 (dal basso) si uniscono per mantenere intatte le arterie. Ciò aumenta la forma fisica del proprio cervello umano e riduce le possibilità di avere malattie come il morbo di Alzheimer e la demenza.

Incoraggia il relax

La dieta mediterranea, sorprendentemente, può incoraggiare il comfort. La dieta può ridurre i tassi di insulina e anche farti sentire rilassato. L'alto glucosio nel sangue può renderti iperattivo e dopo il naufragio; tuttavia, mangiare pasti equilibrati con molti cereali integrali, verdure, frutta, ecc. aiuta a stabilizzare la glicemia, lasciandoti rilassare e riposare. Poiché una parte considerevole di questo stile di vita è mangiare con la tua famiglia al tavolo della sala da pranzo, il comfort è massimizzato. Avendo un pasto di alto valore sul tuo solco, il comfort sarà probabilmente trasparente con questo programma dietetico specifico.

Migliorare la disposizione

Il piano dietetico può consentire di rimanere favorevoli, anche se le cose non si muovono a modo tuo. Healthful alive fa questo. Ogni volta che hai mangiato abbastanza cibo per gas, avendo molto nutrimento, il corpo trova. Soddisfazione e resistenza migliorano il tuo umore. Per te, impiegare la dieta con precisione è probabile che ti farà sentire come se stessi facendo qualcosa di buono per te stesso e quindi migliori il tuo umore generale.

Migliora il disturbo della pelle

I pesci consumano omega3 efas. Fortificano il tessuto cutaneo e lo aiutano anche a diventare ancora più brillante ed elastico. L'olio d'oliva essenziale, il vino rosso e le bacche contengono molti antiossidanti per proteggere dai danni alla pelle creati da reazioni chimiche e anche dall'esposizione prolungata al sole.

Morbo di Alzheimer

Una volta invecchiati, il nostro psicologo del cervello. In molti studi di ricerca, tra cui uno pubblicato su Neurology nel 2017, i ricercatori hanno scoperto che gli individui che mangiano secondo questa dieta mediterranea generalmente conservano una dimensione cerebrale più impressionante rispetto alle persone che non mangiano in questo modo. Alcuni medici ipotizzano che l'uso di un cervello più grande possa aiutare a ridurre la possibilità di problemi cardiaci, tra cui demenza e morbo di Alzheimer.

Malattie cardiovascolari

Molti professionisti dell'assistenza medica sono d'accordo sul fatto che la dieta mediterranea riduce la probabilità di malattie cardiovascolari, ha detto un'istituzione nelle Linee guida dietetiche per gli americani.

Ricette per la colazione

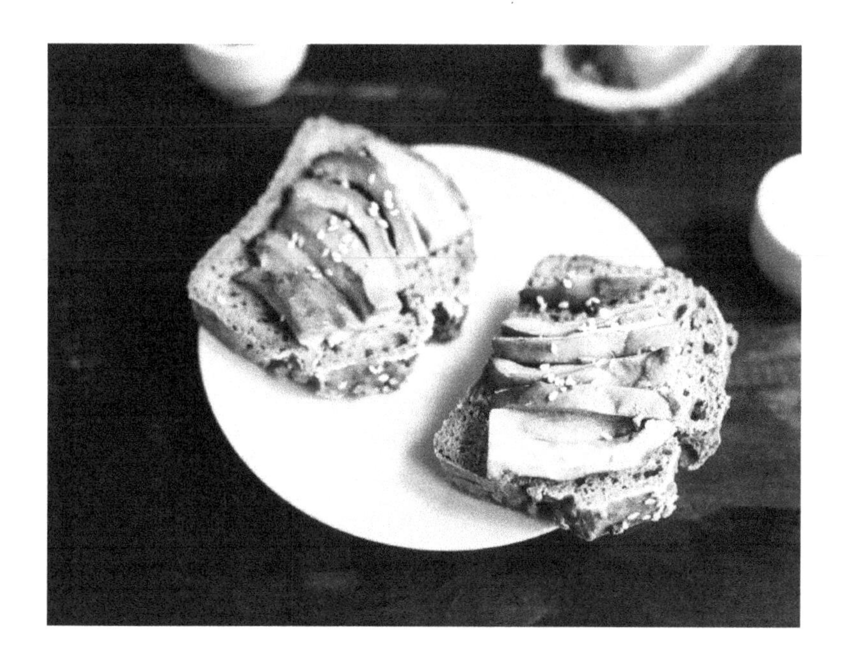

Ciotole per la colazione quinoa

Tempo di preparazione: 10 minuti

□Tempo di cottura: 4 minuti

□Porzioni: 4

ingredienti:

•1 tazza di quinoa, risciacquata e drenato

•1 cetriolo, tritato

•1 peperone rosso, tritato

•1/2 tazza olive, snocciolato e affettato

•1 cucchiaio di basilico fresco, tritato

•2 cucchiai di succo di limone fresco

•1 cucchiaino scorza di limone, grattugiata

•1 1/2 tazze di acqua

•Pepe

•Sale

Indicazioni:

- Aggiungere quinoa, scorza di limone, succo di limone, acqua, pepe e sale nella pentola istantanea e mescolare bene.
- Sigillare la pentola con coperchio e cuocere in alto per 4 minuti.
- Una volta fatto, lasciare rilasciare la pressione naturalmente per 10 minuti, quindi rilasciare rimanendo utilizzando il rilascio rapido. Rimuovere il coperchio.
- Aggiungere gli ingredienti rimanenti e mescolare bene.
- Servire immediatamente e goderlo.

nutrizione:

- Calorie: 199 g
- Grasso: 4,6 g
- Carboidrati: 33,6 g
- Zucchero: 3 g
- Proteine: 7 g
- Colesterolo: 0 mg

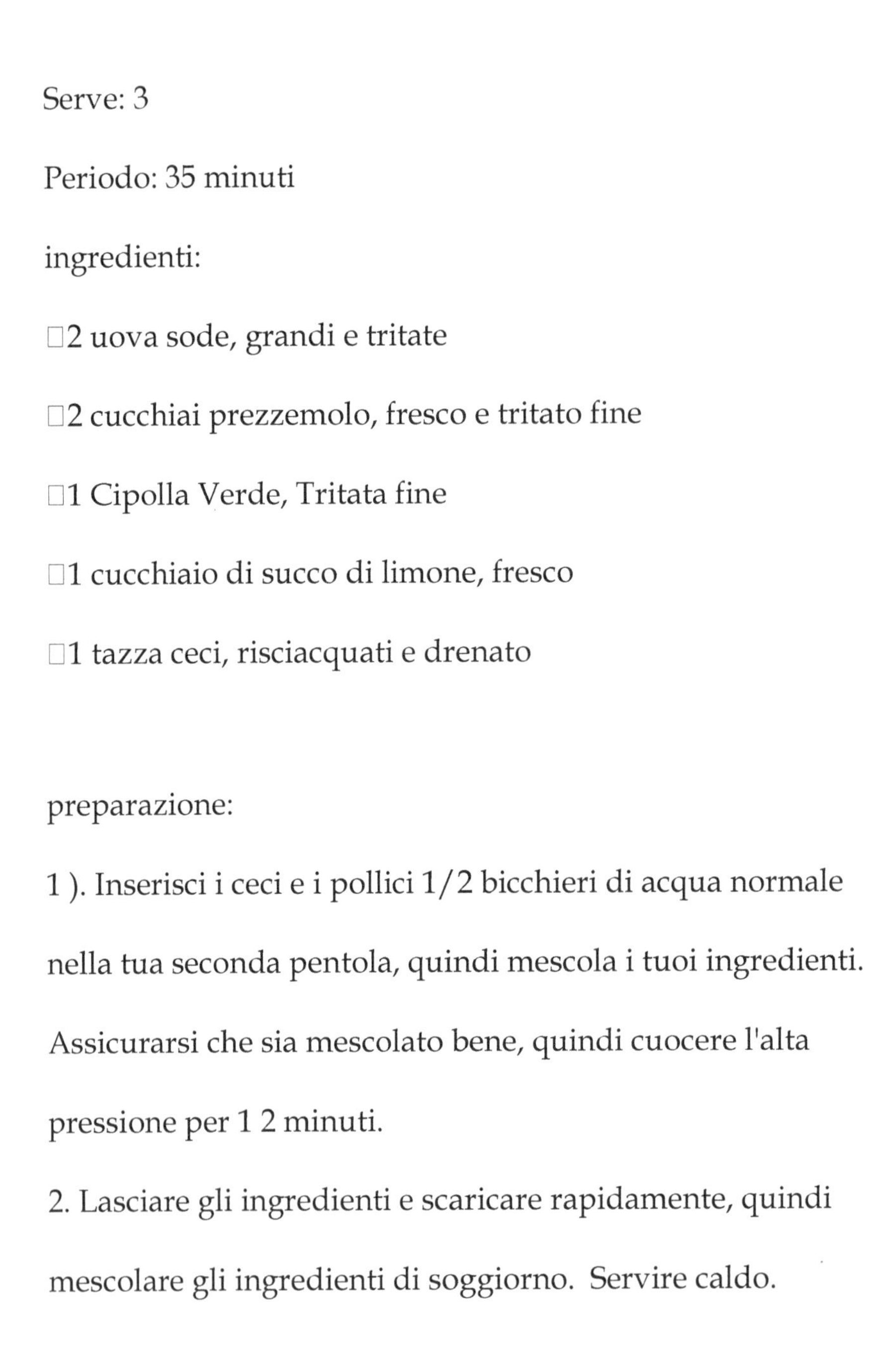

Ciotola uovo ceco-pisello

Serve: 3

Periodo: 35 minuti

ingredienti:

□2 uova sode, grandi e tritate

□2 cucchiai prezzemolo, fresco e tritato fine

□1 Cipolla Verde, Tritata fine

□1 cucchiaio di succo di limone, fresco

□1 tazza ceci, risciacquati e drenato

preparazione:

1). Inserisci i ceci e i pollici 1/2 bicchieri di acqua normale nella tua seconda pentola, quindi mescola i tuoi ingredienti. Assicurarsi che sia mescolato bene, quindi cuocere l'alta pressione per 1 2 minuti.

2. Lasciare gli ingredienti e scaricare rapidamente, quindi mescolare gli ingredienti di soggiorno. Servire caldo.

Informazioni nutrizionali Ogni porzione:

Calorie: 267, Proteine: 14 grammi, Grasso: 6 grammi,

Carboidrati: 3-4 grammi, Sodio: 5-3 milligrammi

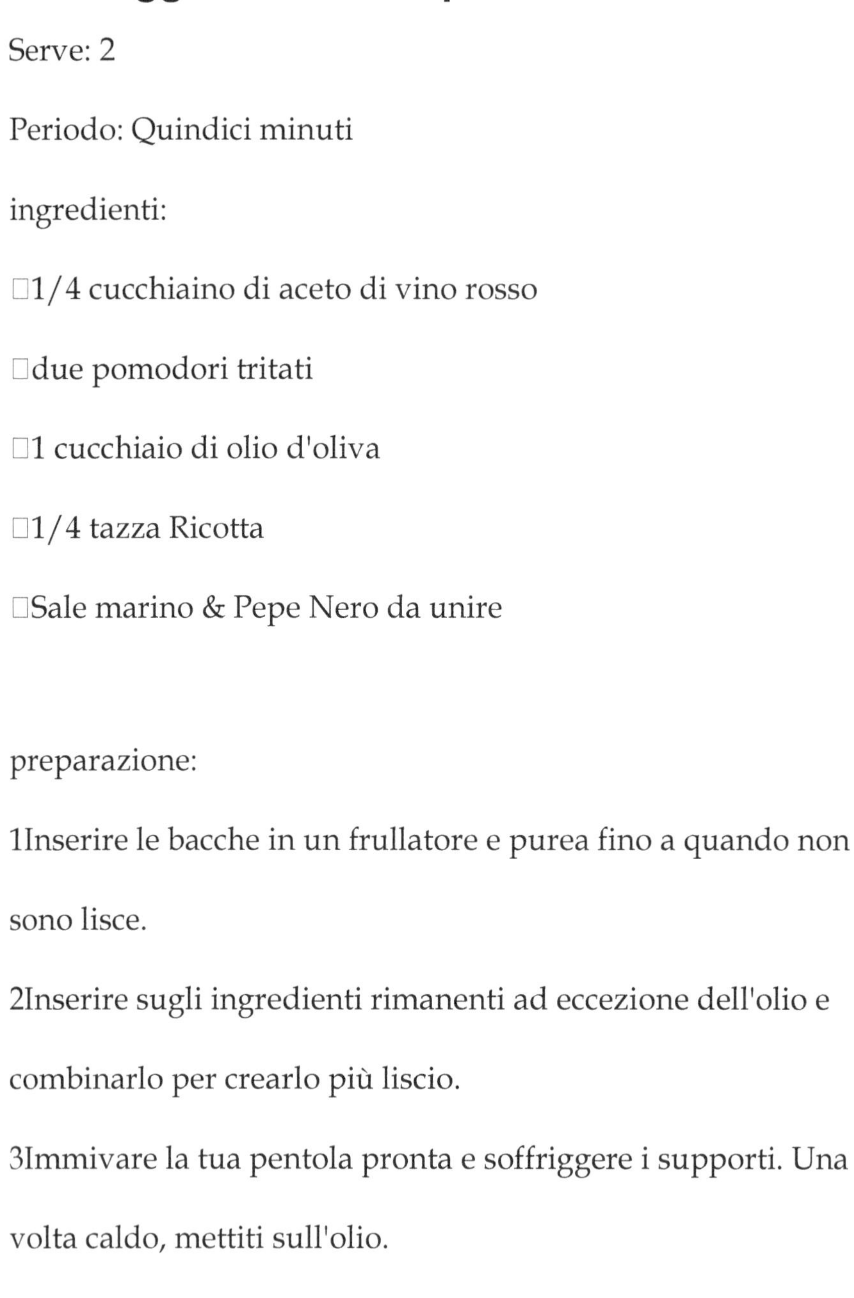

Formaggi freschi con pomodoro

Serve: 2

Periodo: Quindici minuti

ingredienti:

- 1/4 cucchiaino di aceto di vino rosso
- due pomodori tritati
- 1 cucchiaio di olio d'oliva
- 1/4 tazza Ricotta
- Sale marino & Pepe Nero da unire

preparazione:

1Inserire le bacche in un frullatore e purea fino a quando non sono lisce.

2Inserire sugli ingredienti rimanenti ad eccezione dell'olio e combinarlo per crearlo più liscio.

3Immivare la tua pentola pronta e soffriggere i supporti. Una volta caldo, mettiti sull'olio.

4Inserire la miscela di pomodoro, quindi cuocere da tre a quattro minuti.

5Insertli nella bocciolo d'fumo e combinali bene. Servire caldo.

Informazioni nutrizionali Ogni porzione:

Calorie: 8-4 Proteine: 4 Grammi, Grassi: 7 Grammi, Carboidrati: due Grammi, Sodio: 12-1 milligrammi

Delizioso mix di patate per la colazione

Tempo di preparazione: 10 minuti

Tempo di cottura: 15 minuti

Porzioni: 6

ingredienti:

•5 patate, sbucciate e tagliate a spicchi

•3/4 tazza mozzarella, triturata

•1 1/2 cucchiaio di basilico fresco, tritato

•1/2 tazza panna acida

•2 cucchiai di olio d'oliva

•1/2 tazza di cipolla, tritata

•1/4 tazza brodo vegetale

•Pepe

•Sale

Indicazioni:

1. Aggiungere l'olio nella pentola interna di pentola istantanea e impostare la pentola in modalità saltata.

2.Aggiungere la cipolla e soffriggere per 2-3 minuti.

3. Aggiungere patate, brodo vegetale, pepe e sale e mescolare bene.

4. Sigillare la pentola con coperchio e cuocere in alto per 12 minuti.

5.Una volta fatto, lasciare rilasciare la pressione naturalmente per 10 minuti, quindi rilasciare rimanendo utilizzando il rilascio rapido. Rimuovere il coperchio.

6.Aggiungere gli ingredienti rimanenti e mescolare bene.

7.Servire e divertirsi.

nutrizione:

- Calorie: 218 g
- Grasso: 9,5 g
- Carboidrati: 29,8 g
- Zucchero: 2,5 g
- Proteine: 4,7 g Colesterolo: 10 mg

Broccoli & Uova

Serve: 4

Tempo: 40 minuti

ingredienti:

□1 Cipolla tritata

□6Eggs, Picchiato

□1 cucchiaio di farina multiuso

□1 libbra. Broccoli, Tritati in cimette

preparazione:

1. Mescolare uova, uova e farina in una ciotola e aggiungere i broccoli. Snos to coat quindi impostarlo lateralmente.

2. Allineare una teglia con carta pergamena e lavarla con spray alla menta piperita. Aggiungi i tuoi broccoli.

3. Metti una tazza d'acqua nel bollitore istantaneo, quindi aggiungi sul cestino del piroscafo.

4.Disporre la padella sul barattolo, quindi chiudere il coperchio.

5. Cuocere l'alta pressione per 30 minuti, dopo di che scarico rapido.

6.Servire caldo.

Informazioni nutrizionali Ogni porzione:

Ingredienti: 160, Proteine: 1-3 Grammi, Grassi: 8 Grammi, Carboidrati: 10 Grammi, Sodio: 147 mg

Insalata di patate germogliata

□Tempo di preparazione: 10 minuti

□Tempo di cottura: 12 minuti

□Porzioni: 4

ingredienti:

•1 1/2 libbre di cavoletti di Bruxelles,

•1 cucchiaio di paprika

•3 cucchiai di passata di pomodoro

•1/4 tazza brodo vegetale

•1 di carota tritata

•1 cucchiaino di aglio tritato

•1 di cipolla tritata

•3 di patate pelate e tagliate a spicchi

•Pepe

•Sale

Indicazioni:

1.Aggiungere tutti gli ingredienti nella pentola istantanea.

2. Sigillare la pentola con un coperchio e selezionare manuale e impostare il timer per 12 minuti.

3.Una volta fatto, lasciare rilasciare la pressione naturalmente per 10 minuti, quindi rilasciare rimanendo utilizzando il rilascio rapido. Rimuovere il coperchio.

4. Mescolare bene e servire.

nutrizione:

- Calorie: 213
- Grasso: 1 g
- Carboidrati: 47 g
- Zucchero: 8,2 g
- Proteine: 9,4 g
- Colesterolo: 0 mg

Frittata di pomodoro fresco e aneto

□Tempo di preparazione: 5 minuti

□Tempo di cottura: 10 minuti

□Porzioni: 4

ingredienti:

•2 cucchiai di olio d'oliva

•1 cipolla media, tritata

•1 cucchiaino di aglio tritato

•2 pomodori medi tritati

•6 uova grandi

•1/2 tazza metà e metà

•1/2 tazza di formaggio feta, sbriciolato

•1/4 tazza di inerettato

•Sale secondo necessità

•Pepe nero macinato secondo necessità

Indicazioni:

1.Preriscaldare il forno a una temperatura di 400 ° Fahrenheit.

2. Prendi una padella a prova di forno di grandi dimensioni e riscalda l'olio d'oliva a fuoco medio-alto.

3. Mescolare la cipolla, l'aglio, i pomodori e mescolarli friggerli per 4 minuti.

4. Mentre vengono cotti, prendi una ciotola e batti insieme le uova, mezza panna e condire il mix con un po 'di pepe e sale.

5. Versare il composto nella padella con le verdure e completarlo con formaggio feta sbriciolato e aneto.

6. Coprirlo con il coperchio e lasciarlo cuocere per 3 minuti.

7. Posizionare la padella all'interno del forno e lasciarla cuocere per 10 minuti.

8.Servire caldo.

nutrizione:

- Calorie: 191
- Grasso: 15g
- Carboidrati: 6g Proteine: 9g

Uova di aglio

Serve: 4

Periodo: 25 minuti

ingredienti:

□1 cucchiaio di olio d'oliva

□Pomodori, Piccoli

□4 Uova

□1 cucchiaino di aglio, tritato

□1 cucchiaino di polvere di curcuma

□1 Cipolla Verde, Tritata

□Sale marino & Pepe Nero da unire

preparazione:

1.Dimezza le tue bacche, quindi impostale sul lato mediale.

2. Metti una cucchiaia di olio di cocco nel bollitore istantaneo e premi su salta fino ad aggiungere le bacche. Impostare il cut-down, quindi aggiungere l'aglio e l'aglio.

3. Inserire sulle uova e mescolare gli avannotti con una spatola per arrampicarsi. Condire con pepe e sale.

4. Cuocere per circa quindici minuti e spargere con cipolla verde tritata per funzionare.

Informazioni nutrizionali Ogni porzione:

Ingredienti: 118, Proteine: 6,7 Grammi, Grassi: 8,2 Grammi, Carboidrati: 5,7 Grammi, Sodio: 6-8 milligrammi

Il grande porridge d'orzo

□Tempo di preparazione: 5 minuti

□Tempo di cottura: 25 minuti

□Porzioni: 4

ingredienti:

•1 tazza di orzo

•1 tazza bacche di grano

•2 tazze latte di mandorla non zuccherato

•2 tazze d'acqua

•1/2 tazza mirtilli

•1/2 tazza semi di melograno

•1/2 tazza nocciole, tostate e tritate

•1/4 tazza miele

Indicazioni:

1. Prendere una casseruola media e posizionarla a fuoco medio-alto.

2. Mettere orzo, latte di mandorla, bacche di grano, acqua e portare a ebollizione.

3.Ridurre il calore a fuoco basso e cuocere a fuoco lento per 25 minuti.

4. Dividere tra le ciotole da portata e finire ogni porzione con 2 cucchiai di mirtilli, 2 cucchiai di semi di melograno, 2 cucchiai di nocciole, 1 cucchiaio di miele.

5.Servire e divertirsi!

nutrizione:

- Calorie: 295g
- Grasso: 8g
- Carboidrati: 56g
- Proteine: 6g

Banana Quinoa

Serve: 3

Periodo: 20 minuti

ingredienti:

□3/4 tazza quinoa, imbevuta d'acqua per 1 ora

□8 Once Latte di mandorla, In scatola

□3/4 tazza acqua

□1 cucchiaino di estratto di vaniglia, incontaminato

□1/2 tazza banana, sbucciata e affettata

□1 Pizzico sale marino

eminente:

6 fette di banana cioccolato, grattugiato (opzionale)

preparazione:

1. Inserisci tutti i tuoi ingredienti di quinoa nel bollitore istantaneo e fissa il coperchio. Premere il riso e poi cuocere per mezz'ora a bassa pressione.

2.Pubblicare la pressione naturalmente dopo di che mescolare gli avannotti. Mettere in servire piatti e top con cioccolato e banana.

Informazioni nutrizionali Ogni porzione:

Ingredienti: 371, Proteine: 7,3 Grammi, Grassi: 20,4 Grammi, Carboidrati: 41,4 Grammi, Sodio: 17,4 milligrammi

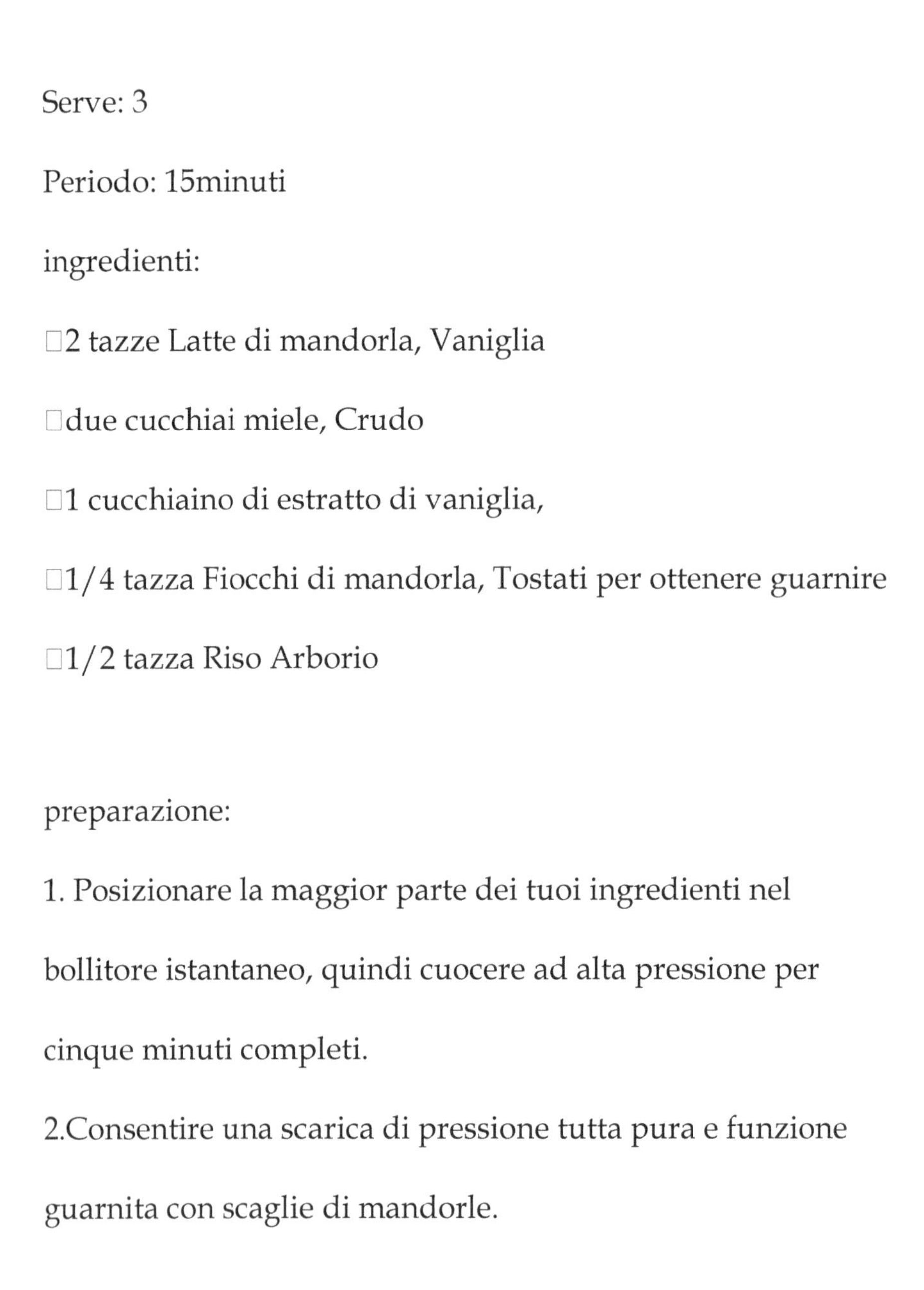

Risotto alle mandorle

Serve: 3

Periodo: 15minuti

ingredienti:

□2 tazze Latte di mandorla, Vaniglia

□due cucchiai miele, Crudo

□1 cucchiaino di estratto di vaniglia,

□1/4 tazza Fiocchi di mandorla, Tostati per ottenere guarnire

□1/2 tazza Riso Arborio

preparazione:

1. Posizionare la maggior parte dei tuoi ingredienti nel bollitore istantaneo, quindi cuocere ad alta pressione per cinque minuti completi.

2.Consentire una scarica di pressione tutta pura e funzione guarnita con scaglie di mandorle.

Informazioni nutrizionali Ogni porzione:

Ingredienti: 116, Proteine: 2 Grammi, Grassi: 2,1 Grammi,

Carboidrati: 22,5 Grammi, Sodio: 82 milligrammi

Risotto al cocco

Serve: 3

Periodo: 15minuti

ingredienti:

□2 cucchiaino latte di cocco

□1/2 tazza Riso Arborio

□2 cucchiai di zucchero di cocco

□1 cucchiaino di estratto di vaniglia

□1/4 tazza fiocchi di cocco, tostati per ottenere guarnire

preparazione:

1. Gettare la maggior parte dei tuoi ingredienti nel bollitore istantaneo e cuocere ad alta pressione per cinque minuti completi.

2.Consentire una scarica di pressione tutta pura per venticinque minuti prima di servire utilizzando scaglie di cocco.

Informazioni nutrizionali Ogni porzione:

Ingredienti: 532, Proteine: 5,9 Grammi, Grassi: 40,4 Grammi,

Carboidrati: 42,1 Grammi, Sodio: 25 mg

Frullato di fragola e rabarbaro

Tempo di preparazione: 5 minuti

Tempo di cottura: 3 minuti

Porzioni: 1

ingredienti:

•1 gambo di rabarbaro, tritato

•1 tazza fragole fresche, affettate

•1/2 tazza di fragole greche semplici

•Pizzico di cannella macinata

•3 cubetti di ghiaccio

Indicazioni:

1. Prendere una piccola casseruola e riempire con acqua a fuoco alto.

2.Portare a ebollizione e aggiungere rabarbaro; far bollire per 3 minuti. Scolare e trasferire in un frullatore. Aggiungere fragole, miele, yogurt e cannella e miscela di legumi fino a quando liscio. Aggiungere cubetti di ghiaccio e frullare fino a quando non è denso senza grumi.

3. Versare in un bicchiere e gustare freddo.

Nutrizione:Calorie: 295 Grassi: 8g Carboidrati: 56g Proteine:

6g

Insalata di pollo quinoa mattutina

□Tempo di preparazione: 15 minuti

□Tempo di cottura: 20 minuti

□Porzioni: 8

ingredienti:

•2 tazze d'acqua

•2 cubetti di brodo di pollo

•1 spicchio d'aglio fracassato

•1 tazza di quinoa crudo

•2 petto di pollo di grandi dimensioni tagliato in porzioni di dimensioni ridotte e cotto

•1 cipolla rossa a dadini di grandi dimensioni

•1 peperone verde di grandi dimensioni

•1/2 tazza di olive Kalamata

•1/2 tazza di formaggio feta sbriciolato

•1/4 tazza di prezzemolo tritato

•1/4 tazza di erba cipollina fresca tritata

•1/2 cucchiaino di sale

•1 cucchiaio di aceto balsamico

•1/4 tazza di olio d'oliva

Indicazioni:

1. Prendi una casseruola e porta a ebollizione acqua, aglio e cubetti di brodo.

2. Mescolare in quinoa e ridurre il calore a medio-basso.

3.Cuocere a fuoco lento per circa 15-20 minuti fino a quando la quinoa non ha assorbito tutta l'acqua ed è tenera.

4. Scartare gli spicchi d'aglio e raschiare la quinoa in una ciotola di grandi dimensioni.

5. Mescolare delicatamente il petto di pollo cotto, il peperone, la cipolla, il formaggio feta, l'erba cipollina, il sale e il prezzemolo nella quinoa.

6. Versare un po 'di succo di limone, olio d'oliva e aceto balsamico.

7. Mescolare tutto fino a quando non viene mescolato bene.

8.Servire caldo e godere!

nutrizione:

- Calorie: 99 g
- Grasso: 7g
- Carboidrati: 7g
- Proteine: 3,4 g

Quinoa vegetale

□Tempo di preparazione: 10 minuti

□Tempo di cottura: 1 minuto

□Porzioni: 6

ingredienti:

- 1 tazza di quinoa, risciacquata e drenato
- 1 1/2 tazze di acqua
- 4 tazze di spinaci, tritati
- 1 peperone, tritato
- 2 carote tritate
- 1 gambo di sedano, tritato
- 1/3 tazza di formaggio feta, sbriciolato
- 1/2 tazza olive, affettate
- 1/3 tazza pesto
- 2 pomodori tritati
- Pepe
- Sale

Indicazioni:

1. Aggiungere quinoa, spinaci, peperone, carote, sedano, acqua, pepe e sale nella pentola istantanea e mescolare bene.

2. Sigillare la pentola con coperchio e cuocere in alto per 1 minuto.

3.Una volta fatto, lasciare rilasciare la pressione naturalmente per 10 minuti, quindi rilasciare rimanendo utilizzando il rilascio rapido. Rimuovere il coperchio.

4.Aggiungere gli ingredienti rimanenti e mescolare bene tutto.

5.Servire e divertirsi.

nutrizione:

- Calorie: 226
- Grasso: 10,7 g
- Carboidrati: 26 g
- Zucchero: 4,4 g
- Proteine: 7,9 g Colesterolo: 11 mg

Ricette per il pranzo

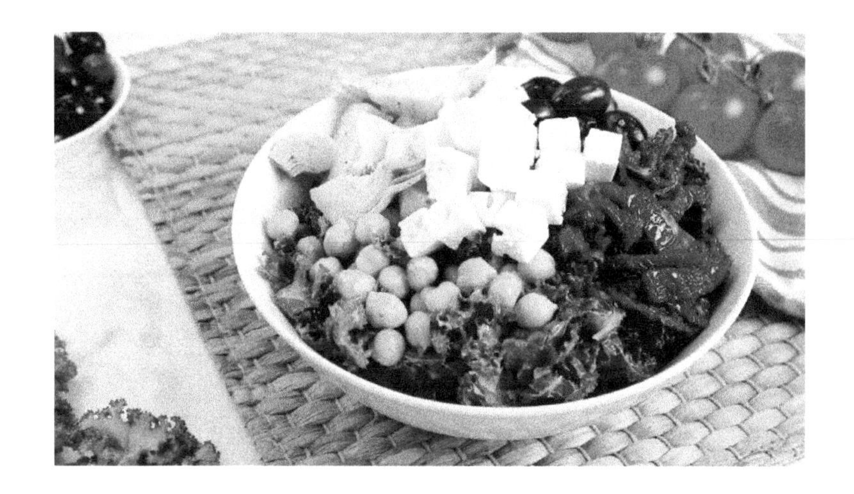

Uova al forno in avocado

□Tempo di preparazione: 5 minuti

□Tempo di cottura: da 10 a 15 minuti

□Porzioni: 2

ingredienti:

•1 grande avocado maturo

•2 uova grandi

•Sale e pepe nero appena macinato, a piacere

•4 cucchiai di pesto jarred, per servire

•2 cucchiai di pomodoro tritato, per servire

•2 cucchiai di formaggio feta sbriciolato, da servire

(opzionale)

Indicazioni:

1.Preriscaldare il forno a 425°F (220°C).

2. Affettare l'avocado a metà, rimuovere la fossa e raccogliere

un generoso cucchiaio di carne da ogni metà per creare un

buco abbastanza grande da adattarsi a un uovo.

3. Trasferire le metà dell'avocado (taglia-lato verso l'alto) in una teglia.

4. Rompere 1 uovo in ogni metà di avocado e cospargere di sale e pepe.

5. Cuocere nel forno preriscaldato per 10-15 minuti o fino a quando le uova non vengono cotte alla finezza preferita.

6.Rimuovere le metà dell'avocado dal forno. Spargere ogni avocado a metà in modo uniforme con il pesto jarred, il pomodoro tritato e il formaggio feta sbriciolato (se lo si desidera). Servire immediatamente.

Suggerimento: per aggiungere altri sapori a questa colazione, puoi servirla con i tuoi condimenti preferiti come verdure fresche o una bambola di yogurt greco semplice.

nutrizione:

- Calorie: 301
- Grasso: 25.9g
- Proteine: 8,1 g
- Carboidrati: 9,8 g

- Fibra: 5,0 g
- Sodio: 435mg

Uova strapazzate con pomodori

□Tempo di preparazione: 10 minuti

□Tempo di cottura: 20 minuti

□Porzioni: 4

ingredienti:

•2 cucchiai di olio extravergine di oliva

•1/4 tazza cipolla rossa finemente tritata

•1 1/2 tazze di pomodori freschi tritati

•2 spicchi d'aglio tritati

•1/2 cucchiaino di timo essiccato

•1/2 cucchiaino di origano essiccato

•8 uova grandi

•1/2 cucchiaino di sale

•1/4 di cucchiaino di pepe nero appena macinato

•3/4 tazza di formaggio feta sbriciolato

•1/4 tazza di foglie di menta fresca tritate

Indicazioni:

1. Scaldare l'olio d'oliva in una padella grande a fuoco medio.

2. Soffriggere la cipolla rossa e i pomodori nella padella calda per 10-12 minuti, o fino a quando i pomodori non vengono ammorbiditi.

3. Mescolare l'aglio, il timo e l'origano e soffriggere per 2-4 minuti, o fino a quando l'aglio è profumato.

4. Nel frattempo, sbattere le uova con il sale e il pepe in una ciotola media fino a quando non sono schiumosi.

5. Versare le uova sbattute nella padella e ridurre il calore a basso- arrampicarsi per 3-4 minuti, mescolando frequentemente o fino a quando le uova non sono impostate.

6. Togliere dal fuoco e spargere con il formaggio feta e la menta. Servire caldo.

Suggerimenti: Per una dose extra di micronutrienti, prova ad aggiungere cavolo saltato o spinaci a questo scramble di pomodoro e uova. E le erbe fresche (da 1 a 2 cucchiaini) funzioneranno altrettanto bene come essiccate in questo piatto.

Nutrizione: Calorie: 260 g Grassi: 21.9g Proteine: 10.2g Carboidrati: 5.8g Fibra: 1.0g Sodio: 571mg

Porridge per la colazione al cavolfiore

□Tempo di preparazione: 5 minuti

□Tempo di cottura: 5 minuti

□Porzioni: 2

ingredienti:

•2 tazze di cavolfiore riso

•3/4 tazza latte di mandorla non zuccherato

•4 cucchiai di olio extravergine di oliva, diviso

•2 cucchiaini di buccia d'arancia fresca grattugiata (da 1/2 arancia)

•1/2 cucchiaino di estratto o estratto di mandorle

•1/2 cucchiaino di cannella macinata

•1/8 cucchiaino di sale

•4 cucchiai di noci tritate, divise

•Da 1 a 2 cucchiaini di sciroppo d'acero (opzionale)

Indicazioni:

1. Mettere il cavolfiore riso, il latte di mandorla, 2 cucchiai di olio d'oliva, buccia d'arancia, estratto di mandorle, cannella e sale in una casseruola media.

2. Mescolare per incorporare e portare la miscela a ebollizione a fuoco medio-alto, mescolando spesso.

3.Togliere dal fuoco e aggiungere 2 cucchiai di noci tritate e sciroppo d'acero (se lo si desidera).

4. Mescolare di nuovo e dividere il porridge in ciotole. Per servire, cospargere ogni ciotola in modo uniforme con i restanti 2 cucchiai di noci e olio d'oliva.

5. Suggerimento: Per un gusto leggermente più dolce, puoi sostituire le noci pecan tritate o i pistacchi sgusciati con le noci.

nutrizione:

- Calorie: 381
- Grasso: 37.8g
- Proteine: 5,2 g

- Carboidrati: 10,9 g
- Fibra: 4,0 g
- Sodio: 228mg

Impacchi per la colazione a spinaci e uova

□Tempo di preparazione: 10 minuti

□Tempo di cottura: 7 minuti

□Porzioni: 2

ingredienti:

- 1 cucchiaio di olio d'oliva
- 1/4 tazza di cipolla tritata
- Da 3 a 4 cucchiai di pomodori secchi tritati in olio d'oliva ed erbe aromatiche
- 3 uova grandi, sbattute
- 1 1/2 tazze di spinaci confezionati
- 1 oncia (28 g) di formaggio feta sbriciolato
- Sale, a piacere
- 2 tortillas integrali da 8 pollici

Indicazioni:

1. Scaldare l'olio d'oliva in una padella grande a fuoco medio-alto.

2. Soffriggere la cipolla e i pomodori per circa 3 minuti, mescolando occasionalmente, fino ad ammorbidire.

3.Ridurre il calore a medio. Aggiungere le uova sbattute e soffriggere per 1 o 2 minuti.

4. Mescolare gli spinaci del bambino e spargere con il formaggio feta sbriciolato, condire secondo necessità con il sale.

5.Rimuovere la miscela di uova dal fuoco a un piatto. accantonare.

6. Lavorando in lotti, posizionare 2 tortillas su un piatto e un forno a microonde sicuri per circa 20 secondi per renderli caldi.

7. Versare metà della miscela di uova in ogni tortilla. Piegare a metà e arrotolare, quindi servire.

Suggerimento: per un piatto piccante, puoi usare alcuni cucchiaini di salsa harissa per sostituire i pomodori secchi.

nutrizione:

- Calorie: 434
- Grasso: 28.1g
- Proteine: 17,2 g
- Carboidrati: 30,8 g
- Fibra: 6,0g
- Sodio: 551mg

Parmigiano melanzane

□Tempo di preparazione: 30 minuti

□Tempo di cottura: 1 ora e 20 minuti

□Porzioni: 6

ingredienti:

•2 tazze briciole di pane

•1 cucchiaino di origano essiccato

•1/4 di cucchiaino di sale

•1 tazza di latte scremato

•12 melanzane piccole o 6 medie, tagliate a fette spesse 1/2

pollice

•3 tazze salsa base di basilico di pomodoro o acquistata in

negozio

•4 tazze di mozzarella fresca a dadini

•1 tazza di parmigiano appena grattugiato

Indicazioni:

1.Preriscaldare il forno a 375 ° F.

2.In una grande ciotola, mescolare insieme le briciole di pane, l'origano e il sale. Versare il latte in un'altra grande ciotola.

3. Immergere le fette di melanzane nel latte e poi nella miscela di briciole di pane. Posizionare le fette di melanzane rivestite su una teglia.

4.Cuocere in forno per 30 minuti. Rimuovere e mettere da parte.

5. Stendere alcuni cucchiai di salsa di pomodoro sul fondo di una teglia da 9 per 13 pollici. Disporre metà delle melanzane sopra la salsa. Coprire le melanzane con la mozzarella. Top con le melanzane rimanenti. Versare la salsa di pomodoro rimanente sopra le melanzane. Coprire la salsa con il parmigiano.

6.Cuocere per 40 minuti. Lasciare riposare per 10 minuti prima di servire.

Suggerimento per la sostituzione: l'uso di briciole di pane senza glutine è un modo semplice per renderlo un piatto senza glutine.

Nutrizione: Calorie: 490g Grassi totali: 22g Grassi saturi: 13g

Carboidrati: 46g Fibra: 14g Proteine: 31g Sodio: 654mg

Frullato di mirtillo

□Tempo di preparazione: 5 minuti

□Tempo di cottura: 0 minuti

□Porzioni: 1

ingredienti:

•1 tazza di latte di mandorla non zuccherato, più aggiuntivo se necessario

•1/4 tazza mirtilli congelati

•2 cucchiai di burro di mandorle non zuccherato

•1 cucchiaio di olio extravergine di oliva

•1 cucchiaio di semi di lino macinati o di chia

•Da 1 a 2 cucchiaini di sciroppo d'acero

•1/2 estratto di cucchiaino

•1/4 di cucchiaino di cannella macinata

Indicazioni:

1. Frullare tutti gli ingredienti in un frullatore fino a quando liscio e cremoso.

2.Puoi aggiungere ulteriore latte di mandorla per raggiungere la tua consistenza preferita, se necessario. Servire immediatamente.

Suggerimento: i mirtilli possono essere sostituiti con i lamponi o le fragole e le bacche fresche funzioneranno altrettanto bene come congelate in questa ricetta.

nutrizione:

- Calorie: 459
- Grasso: 40.1g
- Proteine: 8,9 g
- Carboidrati: 20,0 g
- Fibra: 10.1g
- Sodio: 147mg

Ricette snack

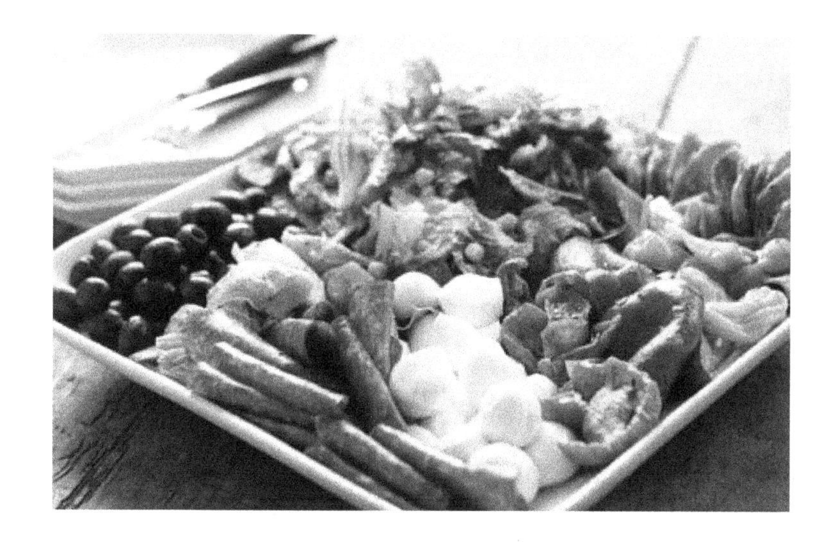

Palline di riso fritte con salsa di pomodoro

□Tempo di preparazione: 15 minuti

□Tempo di cottura: 20 minuti

□Porzioni: produce 8 palline

ingredienti:

•1 tazza briciole di pane

•2 tazze di risotto cotto (vedi suggerimento)

•2 uova grandi, divise

•1/4 tazza di parmigiano grattugiato al fresco

•8 palline di mozzarella fresca per bambini, o 1 (4 pollici) log mozzarella fresca, tagliata in 8 pezzi

•2 cucchiai d'acqua

•1 tazza di olio di mais

•1 tazza di salsa base di basilico di pomodoro o acquistata in negozio

Indicazioni:

1. Versare le briciole di pane in una piccola ciotola e mettere da parte.

2.In una ciotola media, mescolare insieme il risotto, 1 uovo e il parmigiano fino a quando non bene.

3. Inumidire le mani con un po 'd'acqua per evitare di attaccare e dividere il composto di risotto in 8 pezzi. Posizionarli su una superficie di lavoro pulita e appiattire ogni pezzo.

4. Posizionare 1 palla di mozzarella su ogni disco di riso appiattito. Chiudere il riso intorno alla mozzarella per formare una palla. Ripeti fino a quando non finisci tutte le palle.

5.In stesso mezzo, ciotola ora vuota, sbattere l'uovo rimanente e l'acqua.

6. Immergere ogni palla di risotto preparata nel lavaggio delle uova e arrotolarla nelle briciole di pane. accantonare.

7.In una padella o padella grande a fuoco alto, scaldare l'olio di mais per circa 3 minuti.

8. Abbassare delicatamente le palline di risotto nell'olio caldo e friggere per 5-8 minuti fino a doratura. Mescolarli, se necessario, per assicurarsi che l'intera superficie sia fritta. Usando un cucchiaio forato, trasferire le palline fritte su tovaglioli di carta per scolarli.

9.In una casseruola media a fuoco medio, scaldare la salsa di pomodoro per 5 minuti, mescolando di tanto in tanto, e servire la salsa calda accanto alle palline di riso.

Suggerimento per gli ingredienti: puoi preparare il risotto agli asparagi per questa ricetta. Seguire le istruzioni come scritto, ma non aggiungere gli asparagi.

nutrizione:

- Calorie: 255g
- Grasso totale: 15g
- Grassi saturi: 6g
- Carboidrati: 16g
- Fibra: 2g
- Proteine: 11g
- Sodio: 290mg

Mediterranean Trail Mix

□Tempo di preparazione: 5 minuti

□Tempo di cottura: 0 minuti

□Porzioni: 6

ingredienti:

•1 tazza di noci non salate tritate grossolanamente

•1/2 tazza mandorle salate tritate grossolanamente

•1/2 tazza di pistacchi salati sgusciati

•1/2 tazza di albicocche tritate grossolanamente

•1/2 tazza datteri tritati grossolanamente

• 1/3 Tazza di fichi secchi, affettati a metà

Indicazioni:

1.In grande borsa con zip, unisci le noci, le mandorle, i pistacchi, le albicocche, le datteri e i fichi e mescola bene.

Suggerimento per la variazione: aggiungi da 1 a 2 tazze di popcorn semplici per porzione per rendere questo spuntino ancora più sostanzioso.

nutrizione:

- Calorie: 348g
- Proteine: 9g
- Carboidrati totali: 33g
- Zuccheri: 22g
- Fibra: 7g
- Grasso totale: 24g
- Grassi saturi: 2g;
- Colesterolo: 0mg
- Sodio: 95mg

Caviale di melanzane

□Tempo di preparazione: 10 minuti

□Tempo di cottura: 10 minuti di freddo: 1 ora

□Porzioni: 4

ingredienti:

•2 melanzane (1 libbra)

•2 spicchi d'aglio, purè

•1/2 tazza prezzemolo fresco tritato finemente

•1/2 tazza di peperone rosso finemente a dadini

•1/4 tazza succo di limone appena spremuto, più di più se necessario

•2 cucchiai tahini

•1/8 cucchiaino di sale, più di più se necessario

Indicazioni:

1.Preriscaldare il polli da carne.

2. Perforare le melanzane con una forchetta in diversi punti per evitare che esplodono nel forno e posizionarle su una

teglia cerchiata. Broil per circa 3 minuti fino a quando la pelle è carbonizzato su un lato. Capovolgere le melanzane e grigliare l'altro lato per circa 3 minuti in più fino a carbonizzato. Rimuovere e lasciare raffreddare.

3. Rimuovere con cura la pelle dalle melanzane e raccogliere la polpa in una ciotola. Usando una forchetta o un pestello di legno, schiacciare la polpa in una purea liscia.

4. Aggiungere l'aglio, il prezzemolo, il peperone rosso, il succo di limone, il tahini e il sale. Mescolare fino a ben combinato. Degustare e condire con più sale, se necessario.

5.Conservare in frigorifero per almeno 1 ora prima di servire.

Il "caviale" rimasto può essere conservato refrigerato in un contenitore ermetico per un massimo di 5 giorni o congelato per un massimo di 1 mese- Scongelare in frigorifero durante la notte prima di utilizzarlo.

Suggerimento per la preparazione: puoi grigliare le melanzane. Perforare le melanzane in alcuni punti con una forchetta. Grigliarli a fuoco medio per 30-40 minuti, girando spesso fino a quando non sono uniformemente carbonizzati e gli interni sono morbidi. Lasciare raffreddare prima di sbucciare e seguire le istruzioni come scritto.

nutrizione:

- Calorie: 115g
- Grasso totale: 5g
- Grassi saturi: 1g
- Carboidrati: 17g
- Fibra: 9g Proteine: 4g Sodio: 95mg

Hummus aglio-limone

□Tempo di preparazione: 15 minuti

□Tempo di cottura: 0 minuti

□Porzioni: 6

ingredienti:

- 1 (15 oncia) può ceci, sgocciolati e risciacquati
- Da 4 a 5 cucchiai di tahini (pasta di semi di sesamo)
- 4 cucchiai di olio extravergine di oliva, diviso
- 2 succo di limoni
- 1 limone, scorzato, diviso
- 1 cucchiaio di aglio tritato
- Pizzicare il sale

Indicazioni:

1.In un robot da cucina, combina i ceci, i tahini e 2 cucchiai di olio d'oliva, succo di limone, metà della scorza di limone e aglio e frulla per un massimo di 1 minuto. Dopo 30 secondi di miscelazione, fermare e raschiare i lati verso il basso con una spatola prima di fondersi per altri 30 secondi. A questo punto, hai fatto l'hummus! Assaggia e aggiungi sale a piacere. Sentiti libero di aggiungere 1 cucchiaino d'acqua alla volta per aiutare a assottigliare l'hummus a una migliore consistenza.

2. Raccogliere l'hummus in una ciotola, quindi cospargere con i restanti 2 cucchiai di olio d'oliva e scorza di limone rimanente.

Suggerimento per gli avanzi: questo durerà in frigorifero in un contenitore ermetico per un massimo di 7 giorni. Funziona alla grande come spalmabile su panini e impacchi per sapore e proteine extra.

nutrizione:

- Calorie: 216
- Proteine: 5g
- Carboidrati totali: 17g
- Zuccheri: <1g
- Fibra: 5g
- Grasso totale: 15g

- Grassi saturi: 2g
- Colesterolo: 0mg
- Sodio: 12 mg

hummus

□Tempo di preparazione: 20 minuti

□Tempo di cottura: 0 minuti

□Porzioni: 4

ingredienti:

•1 (15 oncia) può ceci, sgocciolati e risciacquati

•1/2 tazza più 3 cucchiai di acqua fredda, divisi

•4 spicchi d'aglio, pelati

•1/2 cucchiaino di cumino macinato

•1/4 tazza tahini

•1/2 tazza succo di limone appena spremuto

•Sale

Indicazioni:

1.In un robot da cucina, unire i ceci, 1/2 tazza di acqua fredda e aglio. Processo per circa 5 minuti o fino a ben combinato.

2. Aggiungere il cumino, il tahini e il succo di limone e condire con sale. Elaborare in una pasta liscia e spalmabile, circa 2 minuti in più. Se l'hummus è un po 'denso, aggiungi più

acqua fredda, 1 cucchiaio alla volta ed elabora fino a raggiungere la consistenza desiderata.

3. Assaggia l'hummus e condise con più sale, se necessario.

4. Suggerimento di variazione: per preparare l'hummus di patate dolci, avrai bisogno di 2 patate dolci, 1 cucchiaio di zenzero fresco pelato grattugiato, 2 spicchi d'aglio pelati, 1/4 tazza di succo di limone appena spremuto, scorza grattugiata di 1 limone, 1/4 tazza di tahini, 1/4 di cucchiaino di cumino macinato e 1/8 di cucchiaino di sale. Sbucciare e avvolgere le patate, lo zenzero e l'aglio in un foglio di alluminio. Mettere il pacchetto su una teglia e cuocere in forno a 395 ° F per 1 ora. Togliere dal forno, schiacciare o lavorare insieme e mescolare il succo di limone, la scorza di limone, il tahini, il cumino e il sale.

nutrizione:

- Calorie: 203g

- Grasso totale: 10g
- Grassi saturi: 2g
- Carboidrati: 22g
- Fibra: 6g
- Proteine: 9g
- Sodio: 67mg

Brie avvolta in filo con marmellata d'arancia

□Tempo di preparazione: 30 minuti

□Tempo di cottura: 30 minuti

□Porzioni: 12

ingredienti:

•4 cucchiai di burro, fuso

•6 fogli (18 per 14 pollici) di pasta filo congelata, scongelati; seguire le istruzioni sulla confezione per evitare l'asciugatura

•1 (14 oncia) di formaggio Brie a ruota, scartato, sciacquato lasciato

•1/2 tazza marmellata d'arancia

•Cracker, per servire

Indicazioni:

1.Preriscaldare il forno a 400 ° F.

2.Spazzolare una teglia con burro fuso. Posizionare 1 foglio di pasta filo sulla teglia; spazzolarlo leggermente con burro fuso. Posizionare un altro foglio filo sopra; spazzolarlo leggermente con burro fuso. Ripetere lo stesso processo fino a quando non si termina con tutti e 6 i pezzi di pasta.

3. Posizionare la ruota del formaggio al centro della pila di pasta filo. Versare e stendere la marmellata d'arancia sul formaggio.

4. Piegare delicatamente l'impasto filo sul formaggio e sulla marmellata fino a quando il formaggio non è completamente coperto. Premere delicatamente per sigillare. Spazzolare il fascio di filo con il burro fuso rimanente.

5.Cuocere per 20 minuti o fino a doratura. Lasciare raffreddare per 10 minuti e servire con cracker.

Suggerimento di sostituzione: utilizzare pasta sfoglia congelata al posto dell'impasto filo.

Suggerimento di variazione: invece dell'arancia, usa qualsiasi sapore di marmellata o marmellata per un giro diverso su questa deliziosa ricetta.

nutrizione:

- Calorie: 205gGrasso totale: 14g

- Grassi saturi: 8g Carboidrati: 14g
- Fibra: 0g Proteine: 8g;
- Sodio: 288mg

Patatas Bravas

□Tempo di preparazione: 10 minuti

□Tempo di cottura: 20 minuti

□Porzioni: 4

ingredienti:

•2 tazze di olio d'oliva, diviso

•1 cucchiaio di pepe di caienna, più di più se necessario

•2 cucchiai di paprika dolce, più di più se necessario

•1 cucchiaio di farina per tutti gli usi

•1 tazza di brodo vegetale

•1/8 cucchiaino di sale, più di più se necessario

•4 patate russet o Yukon Gold, sbucciate, tagliate a cubetti da 1 pollice e accarezzate

Indicazioni:

1.In una piccola casseruola a fuoco medio, scaldare 1/4 di tazza di olio d'oliva per circa 2 minuti fino a quando non è caldo. Togliere dal fuoco e sbattere nella cayenne, paprika e farina fino ad avere una pasta.

2.Aggiungere il brodo vegetale e il sale. Riportare la casseruola a fuoco medio-basso e cuocere il composto per circa 5 minuti, mescolando costantemente, fino a quando non si addensa in una salsa. Assaggia e regola il condimento. Togliere dal fuoco e mettere da parte la salsa.

3.In una padella grande a fuoco medio, scaldare le restanti 13/4 tazze di olio d'oliva.

4. Aggiungere delicatamente le patate e friggere per circa 10 minuti, mescolando occasionalmente, fino a quando croccanti e dorate. Usando un cucchiaio forato, trasferire le patate negli asciugamani di carta per scolarle. Trasferire le patate in un piatto da portata e cospargere con la salsa.

Suggerimento per la preparazione: puoi anche tossire le patate nell'olio d'oliva, posizionarle su una teglia e cuocere in forno a 400 ° F per 30 minuti o fino a doratura e forchetta tenera.

nutrizione:

- Calorie: 394gGrasso totale: 27gGrasso saturo: 4g
- Carboidrati: 38gFiber: 7gProteina: 6gSodio: 279mg

Fave imburrato

□Tempo di preparazione: 30 minuti

□Tempo di cottura: 15 minuti

□Porzioni: 4

ingredienti:

•1/2 tazza brodo vegetale

•4 libbre fave, sgusciate

•1/4 tazza di dragoncello fresco, diviso

•1 cucchiaino di timo fresco tritato

•1/4 di cucchiaino di pepe nero appena macinato

•1/8 cucchiaino di sale

•2 cucchiai di burro

•1 spicchio d'aglio tritato

•2 cucchiai di prezzemolo fresco tritato

Indicazioni:

1.In una padella poco profonda a fuoco medio, portare il brodo vegetale a ebollizione.

2. Aggiungere i fave, 2 cucchiai di dragoncello, timo, pepe e sale. Cuocere per circa 10 minuti fino a quando il brodo è quasi assorbito e i fagioli sono teneri.

3. Mescolare il burro, l'aglio e i restanti 2 cucchiai di dragoncello. Cuocere per 2-3 minuti.

4. Cospargere con il prezzemolo e servire caldo.

Suggerimento per la variazione: se non riesci a trovare fave fresche, usa invece fagioli lima congelati e sgusciati. Basta scongelare e seguire la ricetta come scritto.

nutrizione:

- Calorie: 458g
- Grasso totale: 9g
- Grassi saturi: 4g
- Carboidrati: 81g
- Fibra: 0g
- Proteine: 37g
- Sodio: 230mg

Ricette per la cena

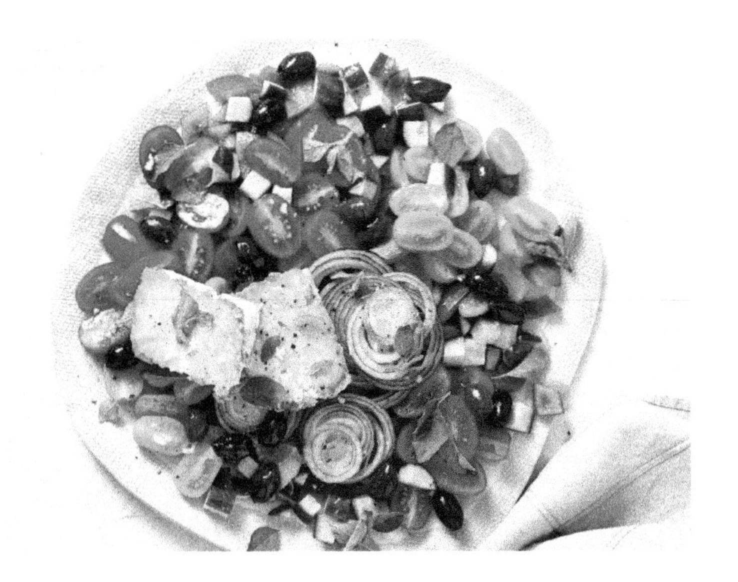

Insalata di tonno e patate

□Tempo di preparazione: 10 minuti

□Tempo di cottura: 0

□Porzioni: 4

ingredienti:

•1 libbra di patate da bambino, strofinate, bollite

•1 tazza pezzi di tonno, sgocciolati

•1 tazza pomodorini, dimezzati

•1 tazza di cipolla media, affettata sottilmente

•8 olive nere snocciolato

•2 uova sode medie, affettate

•1 testa lattuga romaina

•Condimento alla senape al limone al miele

•1/4 tazza di olio d'oliva

•2 cucchiai di succo di limone

•1 cucchiaio di senape di Digione

•1 cucchiaino di aneto ineretto, tritato

- Sale secondo necessità
- Pepe secondo necessità

Indicazioni:

1. Prendi una piccola ciotola di vetro e mescola l'olio d'oliva, il miele, il succo di limone, la senape di Digione e l'aneto.

2.Condire il mix con pepe e sale. Aggiungere il tonno, le patate da bambino, i pomodorini, la cipolla rossa, i fagiolini, le olive nere e il toss. Tutto bene.

3. Disporre le foglie di lattuga su un bellissimo piatto da portata per preparare la base della vostra insalata.

4.Top con la tua miscela di insalata e posiziona le fette d'uovo. Cospargerlo con il condimento per insalata precedentemente preparato.

5.Servire caldo.

Nutrizione: Calorie: 406 g Grassi: 22g Carboidrati: 28gProteina: 26g

Pomodori ripieni di formaggio di capra

□Tempo di preparazione: 15 minuti

□Tempo di cottura: 0 minuti

□Porzioni: 2

ingredienti:

- 1 cucchiaino olio extravergine di oliva
- Prezzemolo tritato al trito
- 3 once di formaggio feta
- 7 Foglie di rucola
- Sale, a piacere
- Pepe appena macinato, a piacere
- 1/4 cucchiaino aceto balsamico
- 1 cipolla rossa, affettata sottilmente
- 2 pomodori maturi di medie dimensioni

Indicazioni:

1. Mettere 3-4 foglie di rucola al centro dei due piatti di insalata.

2.Affettare 1/4 di pollici dalla parte superiore di ogni pomodoro. Nucleo 1/2 pollice dal centro di ogni pomodoro.

3. Riempire lo spazio nei pomodori con formaggio feta, sale e pepe al gusto desiderato.

4.Versare ogni pomodoro con olio d'oliva e aceto balsamico

5. Guarnire la parte superiore con fette di cipolla rossa e prezzemolo. È fatta.

nutrizione:

- Calorie: 142 kcal
- Carboidrati: 7g
- Grasso: 13g
- Proteine: 7g

Insalata di yogurt al cetriolo

□Tempo di preparazione: 10 minuti

□Tempo di cottura: 0 minuti

□Porzioni: 4

ingredienti:

- 2 cetrioli inglesi pelati e a dadini
- 1 1/2 Cucchiaio di aglio fresco, schiacciato
- Pizzico di sale
- 2 cucchiaino menta secca
- 1/8 Cucchiaio da tavola di aneto fresco, già tritato
- 1 litro yogurt magro, semplice

Indicazioni:

1.In una piccola ciotola, mescolare l'aneto, l'aglio e il sale.

2. Versare lo yogurt e mescolare bene.

3.Aggiungere cetriolo, menta e mescolare bene

4. Mettere all'interno del frigorifero per raffreddare, quindi servire.

nutrizione:

- Calorie: 167 kcal
- Carboidrati: 21g
- Grasso: 4g
- Proteine: 13g.

Passera mediterranea

□Tempo di preparazione: 15 minuti

□Tempo di cottura: 15 minuti

□Porzioni: 4

ingredienti:

•5 pomodori prugna

•2 tbsps. olio d'oliva

•1/2 cipolla spagnola tritata

•2 spicchi d'aglio tritati

•1 cucchiaino. Condimento italiano

•24 olive Kalamata

•1/4 c. vino bianco

•1/4 c. capperi

•1 cucchiaino succo di limone fresco

•6 foglie di basilico

•3 tbsps. Parmigiano grattugiato

•1 libbre di filetti di passera

•6 foglie di basilico

Indicazioni:

1.Impostare il forno a 425 ° F

2. Quindi portare a ebollizione una casseruola d'acqua. Aggiungere i pomodori e rimuovere immediatamente, mettere in una ciotola media di acqua ghiacciata, quindi scolare. Rimuovere e scartare le pelli dai pomodori. Tritare, e poi mettere da parte.

3.In padella, olio d'oliva caldo. Aggiungere la cipolla e cuocere fino a tenero. Mescolare pomodori, aglio e condimento italiano. Cuocere fino a quando i pomodori sono morbidi, 5-7 minuti.

4. Quindi mescolare in vino, capperi, olive, 1/2 di basilico e succo di limone. Ridurre il calore e mescolare il parmigiano. Cuocere per circa 15 minuti fino a quando la miscela non viene ridotta a una salsa spessa.ine una teglia poco profonda con i filetti di passera. Versare la salsa sui filetti e finire con il

resto del basilico. Cuocere in forno per circa 12 minuti o fino a quando il pesce è facilmente sfaldato con una forchetta.

Nutrizione: Calorie: 282g Proteine: 24g Carboidrati: 8.1g Grassi: 15.4g

Pasta greca all'oliva e al formaggio Feta

□Tempo di preparazione: 90 minuti

□Tempo di cottura: 15 minuti

□Porzioni: 4

ingredienti:

•2 spicchi di aglio fresco tritato finemente

•2 pomodori grandi, seminati e a dadini

•3 once di formaggio feta, sbriciolato

•1/2 peperone rosso a dadini

•10 olive greche di piccole dimensioni, tritate

grossolanamente e snocciole

•1/2 peperone giallo a dadini

•1/4 tazza di foglie di basilico, tritate grossolanamente

•1 Cucchiaio da tavola Olio d'oliva

•1/4 cucchiaino peperoncino, tritato finemente

•4 1/2 oz.

Indicazioni:

1. Cuocere la pasta fino a un punto desiderabile, scolarla, cospargere di olio d'oliva e mettere da parte.

2.In una grande ciotola, mescolare olive, formaggio feta, basilico, aglio e peperoncino. Lasciare in congedo per 30 minuti.

3.To stessa ciotola, aggiungere la pasta cotta, i peperoni e il mescolare. Conservare in frigorifero fino a un'ora. Di nuovo, quindi servire refrigerato.

nutrizione:

- Calorie: 235 kcal
- Carboidrati: 27g
- Grasso: 10g
- Proteine: 7g.

Hamburger di funghi alla griglia e formaggio di capra

□Tempo di preparazione: 15 minuti

□Tempo di cottura: 5 minuti

□Porzioni: 4

ingredienti:

•4 grandi tappi di funghi Portobello

•1 cipolla rossa, tagliata a fette spesse 1/4 di pollice

•2 cucchiai di olio extravergine di oliva

•2 cucchiai di aceto balsamico

•Pizzico di sale

•1/4 tazza di formaggio di capra

•1/4 tazza pomodori secchi, tritati

•4 panini ciabatta

•1 tazza di cavolo, triturato

Indicazioni:

1.Preriscaldare il forno alla covata.

2. Prendi una grande ciotola e aggiungi tappi di funghi, fette di cipolla, olio d'oliva, aceto balsamico e sale.

3. Mescolare bene.

4. Posizionare tappi di funghi (lato inferiore verso l'alto) e fette di cipolla sulla teglia.

5. Prendere una piccola ciotola e mescolare il formaggio di capra e i pomodori secchi.

6. Tostare i panini sotto il polli da carne per 30 secondi fino a doratura.

7. Stendere il mix di formaggio di capra sopra ogni panino.

8. Posizionare il tappo di funghi e la fetta di cipolla su ogni fondo del panino e coprire con cavolo triturato.

9.Metti tutto insieme e servi.

10.Divertiti!

nutrizione:

- Calorie: 327 g Grassi: 11g Carboidrati: 49g Proteine: 11g

Bistecca alla griglia e patate dolci

□Tempo di preparazione: 10 minuti

□Tempo di cottura: 10 minuti

□Porzioni: 2

ingredienti:

•8 oz.

•1 Patata dolce

•1 cipolla affettata

•1/2 cucchiaino di allspice

•1/4 cucchiaino cannella

•1/4 cucchiaino coriandolo

•1/2 cucchiaino di cumino

•1/4 cucchiaino pepe di cayenna

•1/2 cucchiaino zenzero macinato

•1/2 cucchiaino sale

•2 cucchiaino olio di colza

•1/2 cucchiaino scorza d'arancia grattugiata

Indicazioni:

1.Inizia preriscaldando la griglia ad alta.

2.In una ciotola media, unire l'allspice, la cannella, il pepe di caienna, il coriandolo, il cumino, lo zenzero e il sale. Successivamente, ti verrà voglia di cospargere la tua bistecca con 2 cucchiaini e 4 della miscela.

3. Quindi, aggiungere la patata dolce e la cipolla nella ciotola e ricoprire completamente con la miscela di spezie. Su una piastra da forno, aggiungere un foglio sopra e rivestire con spray da cucina. Si desidera stratificazione della miscela di patate dolci sul foglio di latta e quindi piegare il foglio fino a quando non è possibile pizzicarlo insieme e sigillare il pacchetto. Ti verrà voglia di posizionare il pacchetto sulla parte più calda della griglia e cuocere entrambi i lati per circa 5 minuti.

4. Sulla stessa griglia, cuocere le bistecche per circa 3-4 minuti su ciascun lato. Per il pasto finale, servi la bistecca sopra le patate dolci e il tuo pasto è completo.

Nutrizione: Calorie: 376g Proteine: 34g Carboidrati: 16g

Grassi: 19g

Costolette di agnello mediterraneo

Tempo di preparazione: 10 minuti

Tempo di cottura: 10 minuti

Porzioni: 4

ingredienti:

•4 costolette di agnello, 8 oncia ciascuna

•2 cucchiai di senape di Digione

•2 cucchiai di aceto balsamico

•1 cucchiaio di aglio, tritato

•1/2 tazza di olio d'oliva

•2 cucchiai di basilico fresco triturato

Indicazioni:

1. Asciugare la braciola di agnello usando un asciugamano da cucina e disporli su una teglia di vetro poco profonda.

2. Prendi una ciotola e sbatti nella senape di Digione, aceto balsamico, aglio, pepe e mescola bene.

3. Sbattere nell'olio molto lentamente nella marinata fino a quando la miscela non è liscia. Mescolare il basilico.

4. Versare la marinata sulle costolette di agnello e mescolare per rivestire bene entrambi i lati. Coprire le braciole e consentire loro di marinare per 1-4 ore (refrigerate). Togliere le braciole e lasciarle per 30 minuti per consentire alla temperatura di raggiungere il livello normale.

5.Preririri riscaldare la griglia a fuoco medio e aggiungere olio alla griglia.

6. Grigliare le costolette di agnello per 5-10 minuti per lato fino a quando entrambi i lati non sono rosotti.

7. Una volta che il centro della braciola legge Fahrenheit a 145 gradi, le braciole sono pronte, servono e si divertono!

Nutrizione: Calorie: 521g Grassi: 45g Carboidrati: 3.5g Proteine: 22g

Ricette di bevande

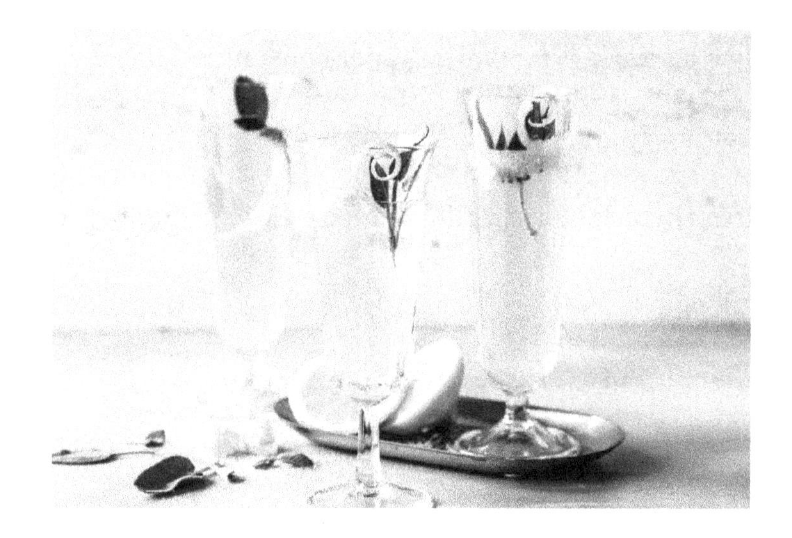

Frullato mango-pera

□Tempo di preparazione: 10 minuti

□Tempo di cottura: 0 minuti

□Porzioni: 1

ingredienti:

•1 pera matura, cored e tritata

•1/2 mango, pelato, snocciolato e tritato

•1 tazza di cavolo tritato

•1/2 tazza di yogurt greco semplice

•2 cubetti di ghiaccio

Indicazioni:

1.In frullatore, purè la pera, mango, cavolo e yogurt.

2.Aggiungere il ghiaccio e frullare fino a quando non è denso e liscio. Versare il frullato in un bicchiere e servire freddo.

nutrizione:

•Calorie: 293g

•Grasso totale: 8g

- Grassi saturi: 5g
- Carboidrati: 53g
- Fibra: 7g
- Proteine: 8g

Frullato di mirtillo rosso-zucca

□Tempo di preparazione: 5 minuti

□Tempo di cottura: 0 minuti

□Porzioni: 2

ingredienti:

•2 tazze latte di mandorla non zuccherato

•1 tazza di purea di zucca pura

•1/4 tazza di avena arrotolata senza glutine

•1/4 tazza di succo di mirtillo puro (senza aggiunta di zucchero)

•1 cucchiaio di miele

•1/4 di cucchiaino di cannella macinata

•Schiacciare la noce moscata macinata

Indicazioni:

1.In frullatore, unire il latte di mandorla, la zucca, l'avena, il succo di mirtillo rosso, il miele, la cannella e la noce moscata e frullare fino a quando non è liscio.

2. Versare in bicchieri e servire immediatamente.

nutrizione:

- Calorie: 190g
- Grasso totale: 7g
- Grassi saturi: 0g
- Carboidrati: 26g
- Zucchero: 12g
- Fibra: 5g
- Proteine: 4g

Latte di mandorla

□Tempo di preparazione: 15 minuti, più pernottamento per immergersi

□Tempo di cottura: 0 minuti

□Porzioni: 4

ingredienti:

- 2 tazze mandorle crude non salate
- 4 tazze d'acqua

Indicazioni:

1. Mettere le mandorle in una grande ciotola. Aggiungere abbastanza acqua per coprirli di 1 pollice. Coprire e lasciarli sedere a temperatura ambiente durante la notte.

2.Il giorno successivo, scolare le mandorle e scartare l'acqua utilizzata per immergere le mandorle. Mettere le mandorle imbevute e l'acqua in un frullatore e frullare in alto per diversi minuti fino a quando la miscela è bianco opaco.

3. Allineare un colino con un doppio spessore di tela da formaggio e posizionare il colino su una ciotola da 2 litri.

4. Versare la miscela miscelata nel colino e lasciare che tutto il liquido si scarichi. Quindi raccogliere i bordi della tela da formaggio e torcere per spremere tutto il latte di mandorla dalla tela da formaggio. Scartare la tela da formaggio.

5. Aromatizzare il latte di mandorla come si desidera e agitare prima di servire.

6. Il latte di mandorla deve essere conservato in un contenitore ermetico in frigorifero e consumato entro diversi giorni.

Suggerimento: il latte di mandorla può essere lasciato non cotto da usare nei piatti salati o per la cottura al forno. Per bere, addolcirlo leggermente con 3 cucchiai di miele e 1 cucchiaino di per l'intero lotto.

nutrizione:

- Calorie: 40g
- Proteine: 1g
- Carboidrati totali: 2g

- Fibra: 1g
- Grasso totale: 4g
- Grassi saturi: 0g,
- Colesterolo: 0mg Sodio: 140mg

Frullato di frutta

□Tempo di preparazione: 5 minuti

□Tempo di cottura: 0 minuti Porzioni:2

ingredienti:

•2 tazze mirtilli (o qualsiasi frutto fresco o congelato, tagliato a pezzi se il frutto è grande)

•2 tazze latte di mandorla non zuccherato

•1 tazza di ghiaccio tritato

•1/2 cucchiaino di zenzero macinato (o altre spezie macinate essiccate come curcuma, cannella o noce moscata)

Indicazioni:

1.In frullatore, unire i mirtilli, il latte di mandorla, il ghiaccio e lo zenzero. Frullare fino a quando liscio.

Nutrizione: Calorie: 125g Proteine: 2g Carboidrati totali: 23g Zuccheri: 14g Fibra: 5g Grasso totale: 4g Grassi: <1g Colesterolo: 0mg Sodio: 181mg

Nettare di mirtillo rosso dolce

□Tempo di preparazione: 8 minuti

□Tempo di cottura: 5 minuti

□Porzioni: 4

ingredienti:

•4 tazze di mirtilli rossi freschi

•1 succo di limone fresco

•1/2 tazza nettare di agave

•1 pezzo di bastoncino di cannella

•1 gallone d'acqua, filtrato

Indicazioni:

1.Aggiungi mirtilli rossi, 1/2 gallone di acqua e cannella nella tua pentola

2.Chiudere il coperchio

3.Cuocere ad alta pressione per 8 minuti

4.Rilasciare la pressione in modo naturale

5.In primo luogo, filtrare il liquido, quindi aggiungere l'acqua rimanente

6.Raffreddare, aggiungere nettare d'agave e limone

7. Servito freddo e godere!

nutrizione:

•Calorie: 184

•Grasso: 0g

•Carboidrati: 49g

•Proteine: 1g

Cocktail Fizz al lampone

□Tempo di preparazione: 10 minuti

□Tempo di cottura: 0 minuti

□Porzioni: 4

ingredienti:

- 1 pinta di lamponi
- 2 cucchiai di marmellata di lamponi a zucchero ridotto
- 1 cucchiaio di succo di limone
- 2 cucchiaini di menta fresca tritata
- 1 bottiglia Prosecco, refrigerato

Indicazioni:

1. Riserva da 8 a 12 belle bacche per galleggiare in bicchieri da vino.
2. Mettere le bacche rimanenti, la marmellata di lamponi e il succo di limone in una piccola ciotola.
3. Usando la parte posteriore di un cucchiaio o di un pestello, schiacciare le bacche per rilasciare i loro succhi e macerateli.

4. Mettere circa 2 cucchiai di bacche schiacciate in ogni bicchiere.

5. Aggiungere un pizzico di menta tritata ad ogni bicchiere.

6. Aggiungere gradualmente il Prosecco, versando lentamente, in modo che non trabocca.

7.Mescolare una volta e servire.

Suggerimento: puoi schiacciare le bacche ore prima o conservare le bacche macerate in un vassoio di cubetti di ghiaccio nel congelatore e usarle congelate in questo cocktail. Se non riesci a trovare Prosecco nella tua zona, qualsiasi champagne o spumante funzionerà.

nutrizione:

- Calorie: 204g Proteine: 1g Carboidrati Totali: 18g
- Fibra: 5g Grassi Totali: 1g Grassi Saturi: 0g
- Colesterolo: 0mg
- Sodio: 2 mg

Frullato alla banana al cioccolato

□Tempo di preparazione: 5 minuti

□Tempo di cottura: 0 minuti

□Porzioni:2

ingredienti:

•2 banane, pelate

•1 tazza di latte di mandorla non zuccherato o latte scremato

•1 tazza di ghiaccio tritato

•3 cucchiai di cacao non zuccherato in polvere

•3 cucchiai di miele

Indicazioni:

1.In frullatore, unire le banane, il latte di mandorla, il ghiaccio, il cacao in polvere e il miele. Frullare fino a quando liscio.

nutrizione:

•Calorie: 219g

•Proteine: 2g

•Carboidrati totali: 57g

- Zuccheri: 40g
- Fibra: 6g
- Grasso totale: 2g
- Grassi saturi: <1g
- Colesterolo: 0mg
- Sodio: 4 mg

CPSIA information can be obtained
at www.ICGtesting.com
Printed in the USA
BVHW052303100821
614092BV00006B/360